Bouvier.

Institut Orthopédique
De Chaillot.

P. 1840.

INSTITUT ORTHOPÉDIQUE DE CHAILLOT,

POUR LE

TRAITEMENT DES DIFFORMITÉS DE LA TAILLE ET DES MEMBRES,

Dirigé par M. le docteur **BOUVIER**,

Membre de l'Académie royale de Médecine, Professeur agrégé à la Faculté de Médecine de Paris, Médecin de l'Hospice de la Salpêtrière, chargé des traitemens orthopédiques de l'Hospice des Orphelins, Chevalier de la Légion-d'Honneur;

RUE SAINT-PIERRE-CHAILLOT, N° 14, A PARIS, PRÈS DES CHAMPS-ÉLYSÉES.

PARIS,
DE L'IMPRIMERIE DE PILLET AINÉ,
RUE DES GRANDS-AUGUSTINS, N° 7.

1840.

INSTITUT
ORTHOPÉDIQUE

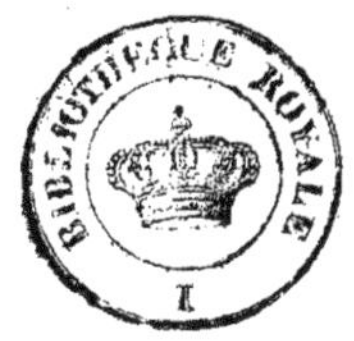

DE CHAILLOT,

POUR LE

TRAITEMENT DES DIFFORMITÉS DE LA TAILLE ET DES MEMBRES,

Dirigé par M. le docteur Bouvier,

Membre de l'Académie royale de Médecine, Professeur agrégé à la Faculté de Médecine de Paris, Médecin de l'Hospice de la Salpétrière, chargé des traitemens orthopédiques de l'Hospice des Orphelins, Chevalier de la Légion-d'Honneur.

Rue Saint-Pierre-Chaillot, n° 14, à Paris, près des Champs-Elysées.

L'INSTITUT ORTHOPÉDIQUE DE CHAILLOT a été créé en 1822, et avec lui s'est élevée une branche nouvelle des sciences médicales. L'Orthopédie n'existait pas alors; elle était dédaignée des médecins, préoccupés d'autres études. Ces dix-huit années lui ont marqué son rang, et l'impulsion qu'elle a reçue ne peut plus rétrograder. M. le docteur Bouvier, depuis treize ans directeur de l'INSTITUT ORTHOPÉDIQUE DE CHAILLOT, mettant à profit, dans ce long intervalle, les lumières d'une expérience de tous les jours, les progrès de l'art et ses découvertes propres, n'a rien négligé pour rendre cet Etablissement de plus en plus digne de la confiance toujours croissante des familles. Egalement éloigné des illusions plus ou moins sincères de certains novateurs et des habitudes routinières de quelques-uns de leurs devanciers, il n'a pas mis moins d'empressement à rechercher les perfectionnemens vraiment utiles, qu'à réduire à leur juste valeur des *nouveautés* dangereuses ou insignifiantes, source trop fréquente de déceptions pour ceux qu'abusent de vaines promesses. M. le docteur Bouvier a eu la satisfaction de voir le succès couronner ses efforts, et les hommes éclairés applaudir à ses principes, sanctionnés, dans une circonstance solennelle, par le suffrage élevé de l'Académie royale des Sciences, qui, en 1837, lui a décerné un prix de SIX MILLE FRANCS pour ses travaux et ses découvertes en Orthopédie.

L'INSTITUT ORTHOPÉDIQUE DE CHAILLOT est placé dans une situation agréable et salubre, à la proximité du bois de Boulogne, entre le Champ-de-Mars et les Champs-Elysées. Les bâtimens, exposés au midi, abrités au nord par les hauteurs de Chaillot, répondent, par leur étendue et leur distribution intérieure, à leur destination spéciale. On y trouve des appartemens communs, réunissant un certain nombre de jeunes personnes suivant leurs rapports d'âge, et des appartemens particuliers pour les familles qui désirent être seules. Un calorifère chauffe, l'hiver, toutes les pièces, et leur disposition permet de les aérer convenablement l'été. Un jardin vaste, bien dessiné, planté d'arbres, fournit aux pensionnaires un lieu de promenade et de distraction, en même tems qu'un moyen hygiénique de fortifier leur santé par l'exercice et par l'influence salutaire d'un air pur. Le Gymnase principal est établi en plein air, dans un quinconce de tilleuls élevés, qui le protégent de leur ombrage contre les ardeurs de l'été. Les exercices se pratiquent, pendant la mauvaise saison, dans des salles de gymnastique chauffées l'hiver et présentant les mêmes constructions que le Gymnase extérieur.

Trois ordres de soins devaient être réunis dans l'INSTITUT ORTHOPÉDIQUE DE CHAILLOT : les soins ORTHOPÉDIQUES proprement dits, les soins MÉDICAUX et MORAUX.

§ Ier. — SOINS ORTHOPÉDIQUES.

Toutes les difformités curables du système osseux sont traitées dans l'Établissement. Les principales sont :

Les *déviations de la colonne vertébrale* ou difformités de la taille ;

Les *pieds-bots* et *pieds équins*, de naissance ou survenus par accident ;

La *dévintion des genoux* en dedans ou en dehors ;

La *fausse ankylose* par *contracture des membres*, comme la flexion angulaire des genoux, des coudes, etc.;

Le *torticolis* ou la distorsion du cou.

I. DÉVIATIONS DE LA TAILLE.

Le traitement des courbures latérales de l'épine, cause principale des difformités de la taille, réclame, non un système aveugle et exclusif, mais des moyens divers associés en plus ou moins grand nombre selon le degré, l'étendue, le siége, la nature de la déviation, l'âge, la constitution et les dispositions physiques des sujets qui en sont atteints. Ainsi, telle déviation se corrige au moyen d'un corset spécial, d'une simple ceinture mécanique, portée sous les vêtemens, qui ne change rien aux habitudes et aux occupations journalières; telle autre exige, soit la position horizontale pendant une partie du jour, soit l'extension de la colonne vertébrale, une gymnastique particulière, l'usage des béquilles, etc.

L'Institut orthopédique de Chaillot embrasse toutes ces nuances de moyens curatifs. Les procédés suivans y sont particulièrement employés avec le plus grand succès contre les déviations latérales de l'épine.

1° L'extension horizontale de la colonne vertébrale à l'aide d'un mécanisme à la fois doux et puissant, qui, appliqué avec discernement, opère les plus heureux changemens dans les difformités les plus prononcées et dans les constitutions les plus affaiblies.

2° Les pressions latérales, seules ou associées à l'extension, et tendant à redresser par degrés, sans violence aucune, les côtes et la colonne dorsale, ainsi qu'à *incliner* et à *fléchir* cette dernière dans le sens contraire à sa déviation.

3° L'extension par le plan incliné, dont le sujet varie lui-même la pente au moyen d'une construction très-simple, qui lui procure en même tems un exercice gymnastique, propre à régulariser le jeu de ses muscles.

4° L'inclinaison de la colonne vertébrale, produite par une ceinture à tuteurs perfectionnée, supérieure, pour l'application et l'effet, à toutes les ceintures *à inclinaison* proposées jusqu'ici.

5° Le redressement obtenu à l'aide d'une ceinture à pression double, élastique; auxiliaire souvent utile dans la cure de ce genre de difformités.

6° L'extension *active* de la colonne dorsale, qui résulte de la suspension du corps par les membres supérieurs dans les exercices gymnastiques spécialement orthopédiques, tels que : la marche des béquilles, celle des barres parallèles, l'ascension à l'échelle, aux perches horizontales, verticales, inclinées, le jeu des chars, de la bascule brachiale, etc.

C'est par un choix convenable de ces moyens selon les conditions propres à chaque cas particulier, c'est par le soin apporté dans la construction et l'application des appareils, par une attention constante à en suivre les effets, à en régler l'emploi, à en surveiller l'action dans tous les instans, qu'on obtient, dans l'INSTITUT ORTHOPÉDIQUE DE CHAILLOT, des guérisons non moins promptes que durables. Plus de cinq cents familles et une foule de médecins distingués ont été témoins de ces heureux résultats, attestés par MM. Dulong, Savart, Magendie, Serres, Larrey, Roux et Double, qui s'expriment comme il suit dans leur rapport sur l'ouvrage adressé à l'Académie des Sciences par M. le docteur Bouvier et couronné par ce corps savant.

« *Quant à l'authenticité de ces faits*, disent MM. les Commissaires, elle repose sur
» trois genres de preuves, savoir :
» 1° La représentation de l'état des difformités à l'aide de moules en plâtre, pris avant
» et après le traitement;
» 2° Les effets obtenus sur plusieurs sujets traités par l'auteur sous les yeux de la Com-
» mission ;
» 3° L'examen qui a été fait par les Commissaires, de cinq sujets traités quatre et cinq
» ans auparavant, pour des déviations dont l'état antérieur se trouvait représenté par le
» moulage le plus sévère, avant et après le traitement. » (*Rapport à l'Académie royale des Sciences sur le prix d'orthopédie*, 1836.)

La solidité des cures est suffisamment établie par ces faits; nous ajouterons seulement qu'un grand nombre de jeunes personnes guéries dans l'Etablissement sont devenues depuis mères de famille, et que leur déviation ne s'est point reproduite.

II. PIEDS-BOTS.

Toutes les variétés de difformités des pieds, telles que le pied-bot en dedans ou *varus*, le pied-bot en bas ou *pied équin*, le pied-bot en dehors ou *valgus*, le pied-bot en haut ou *talus*, sont traitées avec succès dans l'INSTITUT ORTHOPÉDIQUE DE CHAILLOT, soit par le seul emploi d'appareils mécaniques spéciaux, soit à l'aide de la section du tendon d'Achille, suivant la méthode sous-cutanée de M. Stromeyer, perfectionnée par M. le docteur Bouvier; méthode qui hâte considérablement la guérison, sans exposer au moindre accident et sans laisser d'autre trace qu'une piqûre presque imperceptible.

Déjà, en 1836, la Commission de l'Académie des Sciences, rendant compte des travaux et des succès de M. le docteur Bouvier, relativement à ce genre de difformités, disait :

« Nous voulons signaler à l'attention de l'Académie et du public :

» Une histoire anatomique des pieds-bots, détaillée, méthodique, lumineuse, et qui » permet d'apprécier plus exactement le siége et la nature de toutes les anomalies que » présentent les os, les ligamens et les muscles dans ce genre de difformités. A l'aide de » ces données, l'auteur règle l'emploi de certains moyens mécaniques, et donne connais- » sance d'appareils plus parfaits, au moyen desquels il a pu montrer à la Commission des » faits de guérison, et cela particulièrement sur de très-jeunes enfans, sans produire au- » cun des accidens communément redoutés à cet âge.

» Enfin des *observations nouvelles sur les effets de la section du tendon d'Achille, que » l'auteur a pratiquée un des premiers à Paris, et pour laquelle il a imaginé d'ingénieux » et d'utiles procédés.* » (*Rapport cité.*)

Un rapport spécial de l'Académie royale de Médecine a constaté de nouveau, en 1837, les grands avantages des procédés de M. le docteur Bouvier pour la guérison des pieds-bots. Depuis cette époque, un grand nombre de sujets *de tout âge* ont recouvré, par ces procédés, l'usage de membres jusque-là inhabiles à remplir leurs fonctions. Le détail de ces faits est consigné dans la 2e édition du *Mémoire sur la Section du tendon d'Achille*, par M. le docteur Bouvier (1). Quelques semaines suffisent souvent pour compléter la cure, qui n'exige jamais, dans les cas les plus défavorables, au delà de trois ou quatre mois.

III. DIFFORMITÉS DIVERSES DES MEMBRES.

Si l'on excepte un petit nombre de difformités irremédiables de leur nature ou devenues telles par leur ancienneté, l'INSTITUT ORTHOPÉDIQUE DE CHAILLOT offre des moyens de traitement efficaces pour la plupart des déviations des jointures des membres. De même que dans les pieds-bots, la guérison est obtenue, suivant les cas, tantôt par le seul usage des machines, tantôt au moyen de la section des muscles raccourcis, appliquée avec bonheur par M. le docteur Bouvier aux contractures de presque tous les membres, et particulièrement à la flexion permanente des genoux ou *ankylose angulaire*.

IV. TORTICOLIS.

Le choix des procédés par lesquels on guérit le torticolis est encore subordonné à la

(1) Paris, 1840, chez Baillière, rue de l'Ecole-de-Médecine, n° 17.

distinction des cas, fondée sur une connaissance exacte des espèces et des causes de cette fâcheuse difformité. La section du muscle sterno-cléido-mastoïdien est pratiquée avec succès par le Directeur de l'INSTITUT ORTHOPÉDIQUE DE CHAILLOT, même dans les torticolis qui datent de la première enfance, lorsque la position vicieuse de la tête est l'effet du raccourcissement permanent de ce muscle. Des appareils orthopédiques, exécutés avec soin par le mécanicien de l'Etablissement sous la direction de M. le docteur Bouvier, suffisent à la cure des torticolis produits par une affection articulaire simple, sans destruction des os ni suppuration.

§ II. — SOINS MÉDICAUX.

La seule action des moyens mécaniques exerce, dans la plupart des difformités, une influence salutaire sur les fonctions. C'est ainsi que, dans les déviations de l'épine, les organes comprimés et mal à l'aise dans un torse rétréci en tout sens, recouvrent la liberté de leur action, quand l'agrandissement du tronc leur a restitué l'espace nécessaire à leur développement. Mais le bon état des forces réagit à son tour favorablement sur les formes, et tous les moyens capables d'augmenter le ton des organes, de corriger la faiblesse de la constitution, cause fréquente des difformités, sont dans ce sens des auxiliaires souvent indispensables des traitemens orthopédiques.

Indépendamment des prescriptions médicamenteuses que les circonstances peuvent rendre nécessaires sous ce point de vue, et pour lesquelles le Directeur s'entend au besoin avec ceux de ses confrères qui lui sont désignés par les familles, les ressources de l'hygiène, largement mises à profit dans l'INSTITUT ORTHOPÉDIQUE DE CHAILLOT, concourent activement à assurer et à consolider les cures.

Une nourriture choisie, variée, dans laquelle le régime animal prédomine, et qui toutefois se modifie suivant les indications particulières, un exercice régulier, actif, mesuré d'après l'état des forces et approprié au genre de difformité, sont les principaux élémens de ce traitement médical et hygiénique.

De nombreux appareils gymnastiques fournissent une grande variété d'exercices musculaires, qui, pratiqués avec choix et méthode, sous la direction immédiate du chef de l'Etablissement, ne contribuent pas seulement à faire disparaître la difformité, mais en préviennent encore le retour, en modifiant avantageusement l'état général des forces, en redonnant de l'énergie aux muscles et en rétablissant l'équilibre de leur action.

Le développement musculaire, l'embonpoint, la coloration de la peau, l'activité des digestions, marquent souvent, dès les premières semaines, les bons effets produits tout à la fois par ce genre de vie et par le traitement local de la difformité. Des jeunes personnes frêles, délicates, affectées de déviations diverses de la taille, éprouvent ainsi en peu de tems une véritable métamorphose dans leur constitution et leur santé, comme dans leur conformation, leur stature et leurs traits extérieurs.

Des médications externes, telles que les bains, les douches, les frictions, le massage, sont employées conjointement avec les moyens orthopédiques, toutes les fois que leur concours peut hâter la guérison, soit en facilitant le redressement, soit en produisant des changemens favorables à la persistance du résultat obtenu.

§ III. — SOINS MORAUX.

L'éducation des jeunes personnes n'est pas interrompue pendant le traitement. La liberté que leur laissent les appareils leur permet, à l'aide de méthodes spéciales, de recevoir une instruction qui ne porte point préjudice à leur guérison. Les études embrassent toutes les parties de l'enseignement usuel, comme la Langue et la Littérature françaises, l'Histoire, la Géographie, le Calcul, et même, sauf quelques exceptions, les Arts d'agrément. Une maîtresse d'anglais réside dans l'Etablissement.

Indépendamment de ces études, la Directrice, secondée par les dames surveillantes et institutrices, met tous ses soins à suppléer les parens, en veillant en mère de famille et avec une constante sollicitude sur le développement moral des jeunes personnes, comme sur leur bien-être matériel.

Les devoirs de religion sont remplis avec exactitude et suivant les intentions des familles. Une Chapelle existe dans l'Etablissement, et un Ecclésiastique respectable et éclairé exerce les fonctions d'Aumônier.

NOTA. Les jeunes gens et les enfans du sexe masculin sont admis dans une maison particulière, où ils reçoivent les mêmes soins.

DE L'IMPRIMERIE DE PILLET AÎNÉ, RUE DES GRANDS-AUGUSTINS, N° 7.